AF461404

ESSAI

SUR

L'INSPIRATION DE L'OXIGÈNE,

CONSIDÉRÉE

COMME MOYEN PRÉSERVATIF ET CURATIF

DU

CHOLERA-MORBUS,

ET DE QUELQUES AUTRES MALADIES;

Par le Dr. Touzet.

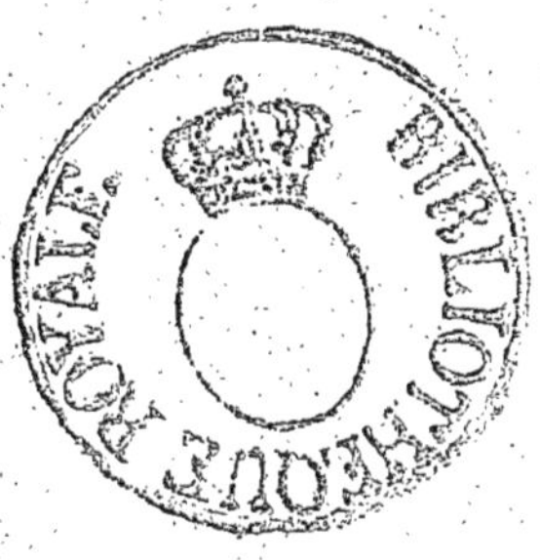

PARIS,

BÉCHET, LIBRAIRE, PLACE DE L'ÉCOLE DE MÉDECINE;

Et chez l'Auteur, rue de Clichy, n°. 32.

1832.

ESSAI

SUR

L'INSPIRATION DE L'OXIGÈNE,

CONSIDÉRÉE

COMME MOYEN PRÉSERVATIF ET CURATIF

DU

CHOLERA-MORBUS.

Le Cholera-Morbus résiste aux divers modes de traitement qui lui sont opposés : ne serait-il pas possible de trouver, dans un *nouveau* remède, des secours que nous refusent ceux qui sont généralement adoptés ?

Faut-il renoncer à l'espoir de diminuer les chances de la mortalité? je ne le pense pas ; et lorsque vous aurez entendu les raisons que j'ai à faire valoir en faveur d'un traitement plus actif et plus énergique, j'ose espérer que vous partagerez la conviction que j'ai qu'il existe un moyen simple, facile et rationnel de se préserver du Cholera, comme de s'en guérir si l'invasion a eu lieu.

Tous les médecins admettent que l'air atmosphérique est vicié, et que son action délétère sur l'économie, produit le Cholera-Morbus.

Nos moyens d'investigation, malheureusement trop imparfaits encore, ne nous permettent pas de séparer, d'isoler, le principe qui corrompt l'air : ce principe est pour nous l'inconnu; il nous frappe à mort souvent; fait sentir toujours, d'une manière plus ou moins marquée, son influence sur nos organes, voilà tout ce que nous savons. Au reste, le voile obscur qui couvre la cause première du Cholera, couvre aussi la cause de la Variole, de la Rougeole, de la Scarlatine, etc., etc. Ici encore, nous sommes obligés d'arriver par le raisonnement à la cause qui produit les désordres. Par nos instrumens nous ne pouvons distinguer aucun changement dans la composition de l'air, soit que la variole, par exemple, existe ou qu'elle n'existe pas.

Un principe contagieux ou épidémique étant mêlé à l'air, on se demande de quelle manière il agit, quelle modification il imprime au mouvement de nos organes ?

Voici à ce sujet les conclusions des travaux de l'Académie de Médecine :

« L'analyse exacte, sévère, des symptômes et des ca» ractères nécroscopiques du Cholera, donne ce résul-

» tat : Que la maladie complexe de sa nature, se compose » d'une altération profonde de l'innervation et d'un » mode particulier d'affection catarrhale des mem- » branes muqueuses gastro-intestinales (1) ».

L'illustre chef de la doctrine physiologique émet sur cette question des idées bien différentes. « Le » Cholera est pour nous, dit M. Broussais (2), une » inflammation générale de la membrane interne du » canal digestif, dont la cause déterminante pre- » mière est inconnue, dont les causes prédominantes » et subséquentes peuvent être appréciées ».

L'Académie et M. Broussais ne s'accordent guères, comme on le voit, sur la nature de l'altération, sur le mode de lésion et sur l'appareil primitivement atteint, dans le Cholera ; il y a harmonie de vues seulement alors qu'il s'agit de reconnaître, que chez le cholérique la circulation est affaiblie et que par suite le pouls disparaît; que les extrémités et la face se refroidissent et deviennent bleuâtres; que de plus, des évacuations abondantes se font par les orifices du tube digestif; enfin qu'il y a défaut de secrétion des urines.

Les lumières fournies par l'anatomie pathologi-

---

(1) Rapport de l'Académie, p. 54.

(2) Seconde leçon.

que ne laissent aucun doute sur la non-oxigénation du sang, phénomène qu'on avait déjà pu reconnaître pendant que le sujet atteint du Cholera vivait encore.

Puisque l'air atmosphérique est vicié ; puisque les doctrines les plus opposées s'accordent sur ce point ; que, par suite de l'action de cet air sur nos organes, la circulation se ralentit et que les malades finissent par périr dans un état d'asphyxie, ce qui me paraît le plus évident, c'est qu'il faut activer la circulation, ranimer l'action du cœur, donner de la chaleur et éviter l'asphyxie par tous les moyens possibles.

Mais l'asphyxie, dernière période du Cholera, tiendrait-elle au défaut d'oxigénation du sang, parce qu'il y aurait mêlé à l'air un principe qui empêcherait l'oxigène de quitter l'azote pour se combiner avec le sang? ou bien ce principe inconnu neutraliserait-il les effets de l'oxigène? Les expériences suivantes ont pour but de jeter quelques lumières sur ce sujet.

Première Expérience.

J'ai fait insuffler une vessie de caoutchouc par un cholérique, pendant la période algyde, et huit heures avant sa mort, j'ai dirigé l'air expiré dans un verre d'eau de chaux, au moyen d'un tube qui arrivait jusqu'au fond du vase : l'eau de chaux n'a pas été sensiblement troublée.

2e. *Expérience.*

J'ai fait souffler et expirer lentement une femme affectée du Cholera, deux heures avant sa mort et pendant la période de cyanose, dans une vessie de caoutchouc, garnie d'un robinet, et j'ai pris les plus grandes précautions pour fermer à l'air atmosphérique l'issue de cette vessie.

M. Barruel, préparateur de chimie et de physique à la Faculté des Sciences, a eu l'extrême obligeance d'analyser le gaz recueilli, et l'a trouvé exactement semblable à l'air atmosphérique.

3e. *Expérience.*

M. Barruel a analysé pour moi, quelques jours après, l'air résultant de l'insufflation d'un cholérique qui l'avait expiré pendant la période de cyanose, et onze heures et demie avant sa mort. L'analyse a donné les mêmes résultats que dans l'expérience précédente.

4e. *Expérience.*

M. le docteur Leroy-d'Étioles a fait analyser, par le même chimiste, quelques jours après moi, l'air expiré par une personne affectée du Cholera ; M. Barruel a trouvé que cet air contenait deux centièmes d'acide carbonique.

Je présume que M. Leroy avait recueilli cet air dès l'invasion de la maladie.

Nous pouvons donc regarder comme démontré, que pendant l'attaque du Cholera, il n'y a point absorption d'oxigène ; que l'exhalation de l'acide carbonique diminue d'abord, et cesse complètement à mesure que la maladie fait des progrès.

Le sang, sur-saturé d'acide carbonique, reste noir, colore le système capillaire, donne une teinte plus foncée aux tissus et aux os, et produit des traces fallacieuses d'inflammation. Puisque l'oxigène de l'air n'est pas consommé, il reste à examiner si, comme je le disais plus haut, l'air vital est uni à l'azote, de telle sorte que, par suite de circonstances qui nous sont inconnues, il ait perdu en partie sa force d'affinité pour le sang; cela doit être, ou il faut admettre que la cause du Cholera agit primitivement sur le système nerveux qui, modifié, affaibli, cesse d'animer le système circulatoire.

Cette question est très-difficile à résoudre : la fonction de circulation et celle d'innervation sont unies d'une manière si intime, et l'intégrité de l'une tellement dépendante de l'intégrité de l'autre, qu'il est impossible de séparer, même par la pensée, le moment où l'une de ces fonctions étant troublée, l'autre ne le serait pas.

« Pour que le système nerveux, ce rouage suprême qui commande toutes les actions, agisse, il faut qu'il reçoive du sang artériel que la respiration seule peut faire, et que le cœur seul peut envoyer ; et, d'autre part, pour que la respiration accomplisse la sanguification, et que la circulation en distribue partout ses produits, il faut que le système nerveux commande le jeu des organes qui effectuent ces actions. C'est là ce concours réciproque dont parle *Hippocrate*; ce cercle dans lequel il ne pouvait indiquer ni le commencement ni la fin. »

La vie, dit M. Adelon (1) auquel j'emprunte ce paragraphe, est essentiellement liée à l'action réciproque du sang sur la substance nerveuse, et de la substance nerveuse sur le sang.

Le défaut d'oxigénation du sang donne la raison de l'abaissement de la température du corps des cholériques.

L'absorption de l'oxigène par le sang est l'une des principales causes de la chaleur animale; la température de l'animal est en raison directe de l'étendue de

(1) Phy. t. IV, p. 291.

sa respiration. Les oiseaux sont, de tous les animaux, ceux qui consomment une plus grande quantité d'oxigène et dégagent plus de chaleur. La température habituelle de leur corps est de dix degrés au moins, supérieure à celle de l'homme et des mammifères, tandis qu'au contraire les reptiles, qui consomment peu d'oxigène, ont une température qui ne s'élève guère au-dessus de huit degrés (1), et de là le nom d'*animaux à sang froid* qu'on leur a donné. Parmi les animaux à sang chaud, ceux qui passent la moitié de l'année dans l'engourdissement et dans un état de mort apparente, comme les marmottes et les loirs, ont alors le sang froid. M. de Saissy (2) a prouvé que, pendant tout le temps de leur sommeil hivernal, ils ne respirent pas; leur sang redevient chaud lorsque la fonction de la respiration suspendue s'exécute de nouveau. L'oxigène est le gaz qui, plus que tous les autres, contribue à produire cette chaleur animale; car elle est plus grande et plus prompte lorsqu'on le respire seul, que si on le respire à l'état de mélange : Gritanner (3) a même

---

(1) Humbold et Gay Lussac. *Mém. sur l'analyse de l'air atmosphérique.* Paris, an XIII.

(2) Recherches expérimental. Lyon 1808.

(3) Antiphlogistiche chimie, p. 263.

reconnu que l'inspiration d'un air chargé d'oxigène donne le pouvoir de résister plus longtemps à l'action du froid.

Nous retrouvons ici la nécessité du double concours de l'action d'innervation et de circulation pour la production de la chaleur, et de même que l'on voit un membre se refroidir et tomber en dissolution si on lie les artères destinées à lui porter un sang oxigéné; de même, dit Richerand (1), la destruction ou la section d'un cordon nerveux frappe de refroidissement la partie qu'il anime.

Vous expliquez comment le sang, n'étant plus oxigéné, reste noir, et comment par suite le corps se refroidit, je ne vois pas toutefois, dira-t-on, quel rapport il y a entre ce défaut d'oxigénation du sang et des garderobes fréquentes, des vomissemens, etc.

L'objection me paraît facile à lever, tout s'enchaîne et se lie dans le mécanisme des fonctions; il est reconnu que les excrétions sont solidaires les unes des autres (2), si le sang n'est point oxigéné, s'il n'est pas rouge, il n'a plus la faculté de vivifier les organes; toutes les fonctions languissent ou s'arrêtent; tous les tissus se ramollissent et tombent dans l'ato-

(1) Physiologie, tome 1, p. 466.

(2) Hippocrate, livre v, p. 6.

nie. La transpiration n'a plus lieu. Les tégumens, exposés les premiers aux modificateurs extérieurs, au froid, perdent leur chaleur et cela, d'autant plus vite, qu'ils sont plus éloignés du centre d'impulsion qui est le cœur; les battemens du cœur lui-même, qui n'est plus stimulé convenablement, diminuent de force et cessent bientôt ; mais tandis qu'il palpite encore, les humeurs refoulées de l'extérieur à l'intérieur, se portent vers les points où la chaleur persistant, tient les vaisseaux capillaires dilatés. Le tissu délicat et criblé de mille orifices, qui tapisse les intestins, peut d'autant moins résister à l'irruption des fluides, qu'il participe lui-même à l'atonie générale. Le tube digestif engoué de sucs mal élaborés, excité à remplir la fonction qui lui est propre, se débarrasse des matières qui lui arrivent incessamment, jusqu'au moment où le trouble général, qui existe, provoque un mouvement de réaction tel, que la peau, reprenant ses fonctions, lui vienne en aide et élimine par la transpiration le principe inconnu, première cause de tous les désordres. On appelle cette terminaison une crise favorable : malheureusement elle est trop rare ; lorsqu'elle n'a pas lieu, la vitalité diminue dans les intestins comme partout ailleurs ; la circulation se ralentit de plus en plus ; le froid augmente, il a saisi tout le corps, qui n'est bientôt qu'un cadavre, offrant aux regards du médecin courageusement investigateur, les signes et les lésions qui caractérisent la non oxigénation du sang, l'asphyxie.

A quoi tiennent les suppressions de secrétion et d'excrétion de l'urine, de la bile, etc., etc.?

Je l'ai déjà dit: les organes, pour exécuter leurs fonctions, ont besoin de sang artériel; le sang artériel manquant, tous les mouvemens vitaux sont arrêtés. M. le docteur Guéneau de Mussy a observé que, même les excrétions morbides devenues habituelles, sont supprimées chez les cholériques; elles reprennent leurs cours, dès que le mouvement salutaire de réaction est opéré.

Les crampes, les contractures des extrémités, ce symptôme du Cholera, si douloureux chez quelques sujets, tiennent au défaut d'absorption de l'air vital; on sait, en effet, que si après avoir placé un animal sous la cloche de la machine pneumatique, on raréfie l'air contenu dans le récipient, l'animal a des convulsions (1); il serait possible cependant que le miasme producteur du Cholera fût la cause directe du symptôme dont il s'agit, et puisque le gaz acide

(1) Arbuthnot. Essai des effets de l'air sur le corps humain. P. 49.

hydro-sulfirique, lorsqu'il est inspiré, occasionne des convulsions et des contractions violentes des muscles (1), la cause inconnue du Cholèra pourrait bien produire aussi, dans certaines circonstances données, les mêmes effets qui sont la suite de l'inspiration du gaz délétère que je viens de nommer.

Comme les lésions du système nerveux nous échappent, et que tous les yeux sont frappés du trouble de la circulation pendant la vie ainsi qu'après la mort de l'homme affecté du Cholera-Morbus; comme il est évident que l'oxigénation du sang n'a pas lieu, et que ce désordre fût-il primitif ou secondaire, il importe d'y remédier; comme d'ailleurs le défaut d'oxigénation du sang suffit pour expliquer physiologiquement tous les phénomènes morbides observés.

Dirigeons principalement nos efforts d'après ces indications évidentes, et ne frappons d'ailleurs d'exclusion aucun des autres moyens capables de ranimer l'innervation affaiblie, peut-être d'une manière primitive? peut-être d'une manière secondaire?

Pour guérir le Cholera, il importe d'abord de remplacer l'air atmosphérique vicié par un air pur, que l'art peut produire.

---

(1) Orfila, Traité des poisons. T. II, p. 477.

L'air que nous respirons est, comme on sait, composé de deux fluides élastiques très-différens l'un de l'autre. L'un est l'oxigène ou air vital ; l'autre l'azote. Ces deux gaz sont simplement mêlés l'un avec l'autre, sans qu'il existe naturellement entre eux aucune combinaison chimique. Sur cent parties d'air atmosphérique, il y en a 21 d'oxigène et 79 d'azote. Or, de ces deux fluides, c'est l'oxigène seul qui répare les forces, en se mêlant, en se combinant au sang par la respiration. L'azote ne sert qu'à atténuer la force vivifiante de l'oxigène ; par lui-même, il n'a aucune propriété, et si l'on respirait de l'azote seul, on périrait asphyxié, comme si on ne respirait pas du tout. Si, au contraire, on respirait *pendant long-temps* de l'oxigène *pur*, le sang trop riche, trop excitant, produirait sur les tissus un *stimulus* tel, qu'il y aurait trouble, maladie, enfin mort par excès de vitalité.

Dans l'état ordinaire, le sang, circulant sans cesse dans les poumons, s'imbibe d'oxigène mis en contact avec lui par les vaisseaux aérifères de la poitrine, et va porter dans toutes les parties du corps de l'animal, par le moyen des artères, la chaleur et la vie. L'oxigène se consume dans ce trajet, et lorsque le sang revient au cœur par les veines, il se trouve presque totalement désoxigéné et chargé d'acide carbonique, gaz délétère. Si l'entrée des poumons, où le sang va prendre une nouvelle provision d'oxigène dont il a besoin, lui était interdite; si la respiration, au moyen de laquelle il les pénètre et y pompe à grands traits ce fluide précieux, était suspendue seulement pendant quelques instans, il serait incapable de vivifier les différentes parties du corps, et l'animal périrait promptement. C'est ce qui arrive aux noyés, aux pendus et à tous ceux qui éprouvent, par quelque accident que ce soit, une interruption un peu longue de la respiration, ou même à ceux qui se trouvent exposés à respirer un air quelconque privé d'oxigène ou incapable de l'abandonner au sang, parce qu'il s'y trouve combiné avec un autre principe, parfois appréciable, comme le carbone, par exemple, parfois inappréciable, comme l'est le principe, cause inconnue du Cholera.

Si pendant l'épidémie il était possible de toujours respirer un air factice, il n'est pas douteux que l'on serait préservé de toute atteinte. Mais, venons au traitement.

Des symptômes, plus ou moins marqués d'une débilité générale, se prononcent; il faut y remédier, il faut ranimer la circulation qui languit, et par suite la chaleur; il faut que le médicament agisse vite, car la marche de la maladie est d'une effrayante célérité : l'inspiration de l'oxigène pur remplit toutes les indications.

Le docteur Beddoës (1), qui a fait respirer ce gaz pur ou mêlé à de l'air, à beaucoup d'hommes et d'animaux, qui en a respiré lui-même, décrit comme il suit les effets qu'il produit.

« L'air vital a constamment augmenté l'action du cœur et des artères ; il a toujours donné aux animaux qui l'ont respiré plus de force et plus d'agilité; il a ranimé la vigueur des gens faibles et languissans ; il leur a donné de la vivacité et une disposition remarquable à la gaîté. Son action est si prompte et si énergique, que *quand on le respire pur*, on le sent dans la poitrine comme un esprit ardent, il semble qu'il brûle. »

La puissance de l'oxigène peut être modifiée selon les indications. Si on le fait respirer mêlé à l'azote, il est facile de produire des effets à peine sensibles ou très-marqués, en s'éloignant ou en se rapprochant de l'état de pureté; il est donc possible de remplacer un poison qui porte dans nos veines le froid de la mort par un modificateur qui, lorsqu'on le repire seul, produit la chaleur la plus vive; alors

---

(1) Considérations sur les airs factices et sur leur usage en médecine.

le sang de noir, fluide et glacé, deviendra rouge, compacte et chaud; au frémissement du cœur, succéderont des battemens forts et redoublés; le relâchement des tissus sera remplacé par la consistance; la livide pâleur de la peau, par une coloration vive; la froideur de l'haleine et l'abattement général, par un surcroît de force et de vie : toutes les fonctions suspendues doubleront d'activité, tous les mouvemens vitaux s'exécuteront régulièrement.

Voilà ce qu'apprend la théorie; il nous reste à parler des résultats pratiques.

Première Observation.

J'ai fait construire, avec un tissu imperméable à l'air (1), un sac pouvant contenir 25 litres d'oxigène, et j'ai adapté à ce sac un tube qui, au moyen de deux soupapes, permet d'aspirer l'oxigène sans que le produit de l'expiration puisse pénétrer dans le réservoir (2).

Le 30 mars, j'ai fait respirer de l'oxigène pur à un

(1) On vend ces tissus rue des Fossés-Moutmartre, n°. 4. Ils ont l'inconvénient de donner à l'air contenu une odeur désagréable, et j'ai renoncé à m'en servir, pour leur substituer un sac en taffetas verni qui n'a pas d'odeur.

(2) M. Combette, rue du Petit-Lion-St.-Sauveur, n°. 20, a construit ce tube.

cordonnier, âgé de 45 ans, atteint du Cholera, après un repas composé de pain, d'un ragoût de pomme-de-terre et d'eau pour boisson. Les premiers symptômes s'étaient manifestés depuis huit heures; lorsque j'ai vu ce malade, il était dans l'état suivant : Pouls nul, battemens du cœur à peine sensibles, extrémités froides, déjections abondantes d'une matière semblable à de l'eau de riz épaisse, tenant en suspension des flocons albumineux ; vomissemens fréquens, face cyanosée, soif extrême, abattement, anxiétés et crampes. On lui avait prescrit de la tisane de camomille; depuis quatre heures il avait à chaque jambe un large sinapisme et rien n'annonçait une crise favorable.

A peine le malade avait-il aspiré trois litres d'oxigène, que son pouls s'est fait sentir à la radiale, et que les battemens du cœur ont été manifestes. Le malade a voulu boire et a vomi quelques secondes après avoir avalé sa tisane. Il nous a dit que l'air qu'il venait de respirer, lui avait fait du bien, et qu'il désirait en respirer encore. Dans l'espace d'une heure, il a aspiré à plusieurs reprises quinze autres litres d'oxigène. Deux heures après, la transpiration s'est établie et ce malade a été complètement guéri dans quelques jours.

Une indisposition, suite de veilles prolongées, m'a

empêché de continuer mes expériences, que j'ai reprises le 11 avril.

Deuxième Observation.

Une cuisinière, âgée de 61 ans, ayant des vomissemens, des crampes, de la diarrhée, le pouls filiforme, et atteinte du Cholera seulement depuis quatre ou cinq heures, a respiré 21 litres d'oxigène en quatre doses; je l'ai faite frictionner avec soin, au moyen de linges de flanelle imprégnés de vapeur de benjoin; je lui ai prescrit de la tisane faite avec la fleur de sureau et la fleur de tilleul; un quart-d'heure après la dernière dose d'oxigène, la transpiration s'est établie, et à dater de ce moment les symptômes ont diminué d'intensité, pour disparaître enfin complètement.

La première cure avait eu lieu à l'hôpital Saint-Louis; grâces à l'obligeance de M. Emery, médecin de cet hôpital, il m'a été facile de continuer mes expériences.

Troisième Observation.

Le 14 avril, trois femmes furent portées en même-temps dans une des salles de M. Emery; toutes trois étaient frappées au plus haut degré; je choisis l'une de ces malades pour lui faire respirer le gaz; malgré mes instances et celles de l'interne de la salle, il fût impossible de la décider à aspirer l'oxigène: cette malade était morte deux heures après. L'une des deux autres se soumit au traitement. Cette femme, épouse d'un ouvrier, était âgée de 45 ans, et comme ses compagnes d'une constitution forte et robuste ; le Cholera avait débuté depuis deux jours par la diarrhée. La face de la malade était froide et bleuâtre, les extrémités froides aussi, les veines gonflées ; elle avait des vomissemens fréquens, de la diarrhée, des crampes très-fortes aux jambes et aux cuisses, une douleur vive à l'épigastre, une soif extrême, le pouls filiforme.

Cinq à six élèves de l'hôpital étaient présens à l'expérience.

Dès que la malade eut consommé quatre litres de de gaz, son pouls se développa, et bientôt on put compter 84 pulsations ; je fis aspirer à la malade 12 litres d'oxigène, et me promis de venir en donner une nouvelle dose dans la journée.

Plusieurs cornues qui me servaient à préparer le gaz se cassèrent successivement ; je fus obligé de faire de nombreuses visites médicales, et ne pus revenir à l'hôpital St-Louis qu'à dix heures du soir. Je trouvai la malade dans le même état que le matin; la troisième femme, entrée en même temps qu'elle à l'hôpital, était morte depuis six heures, et la mort de ces deux cholériques avait effrayé celle qui vivait encore. Je lui fis respirer environ 10 litres d'oxigène, son pouls se releva mais moins que le matin, et elle succomba à deux heures après minuit.

Quatrième Observation.

Une dame, déjà presque cadavérisée, m'a fait appeler pour respirer de l'oxigène : elle en a respiré 25 litres en trois fois dans l'espace d'une heure, son pouls s'est relevé chaque fois, et elle est morte douze heures après avoir pris la dernière dose.

Je suis convaincu que l'oxigène a prolongé sa vie de plusieurs heures.

Cinquième Observation.

J'ai essayé encore une fois l'oxigène sur un vieillard atteint au plus haut degré. Les mouvemens du cœur ont été un peu ranimés, mais il est mort au bout de quelques heures.

M. Biet a employé l'oxigène à l'hôpital St.-Louis sur un malade; l'effet du remède a été, comme toujours, d'activer la circulation; mais la dose a été si minime, que le malade est mort deux heures après.

J'ai appris que M. Richard, pharmacien, a essayé ce remède ; il a constaté son action manifeste sur les mouvemens du cœur; mais la dose d'oxigène étant insuffisante pour ranimer la circulation, le malade est mort, comme s'il n'avait pas respiré l'air vital.

M. le docteur Coster, qui, comme moi, avait à sa disposition plus de gaz que les autres médecins, a eu aussi plus de succès; il a guéri plusieurs malades. Ce médecin employait l'air vital, mêlé à un volume égal d'air atmosphérique.

De toutes les personnes qui ont employé l'oxigène *et toujours dans des cas désespérés*, il n'en est aucune qui ne convienne que, des divers remèdes essayés, celui-là est le plus actif et le plus rapide dans ses effets. *Momentanément* administré, toujours il a ranimé pendant un temps plus ou moins long la circulation; on ne peut en dire autant d'aucun autre agent thérapeutique. Pour obtenir des résultats satisfaisans, il faudrait avoir à sa disposition de grands volumes d'oxigène; il faudrait faire respirer ce gaz pur dès l'invasion de la maladie, puis le mêler à l'azote. On rétablirait infailliblement par ce moyen la circulation, et la circulation rétablie, il n'y a plus de Cholera. Encore une fois, la difficulté d'avoir à sa disposition assez d'oxigène est la seule à surmonter: celle-là vaincue, le Cholera sera toujours traité avec succès.

Pénétré de cette pensée, je n'ai pas hésité à former un établissement où l'oxigène est préparé en grand.

Ce gaz est d'ailleurs susceptible de si nombreuses et si importantes applications pour la guérison des maladies les plus rebelles, que si le Cholera cessait de faire des ravages à Paris, il me resterait encore beaucoup de moyens d'être utile à l'humanité; car je viens combattre et guérir, par l'inspiration de l'oxigène, les maladies qui résistent aux divers modes de traitement généralement adoptés, je m'adresse aux malades déclarés incurables. Avant d'entrer dans plus de détails à ce sujet, je dois dire quelques mots sur *l'inspiration de l'oxigène, considérée comme moyen préservatif du Cholera.*

Puisque l'air atmosphérique ne donne pas la maladie à tous ceux qui le respirent, quoique placés d'ailleurs dans les mêmes circonstances, il faut nécessairement admettre qu'il existe une disposition individuelle qui rend plus apte à en être atteint; étudions cette disposition. Cette étude nous amènera nécessairement à indiquer *un traitement préservatif.*

Pour arriver à la solution de ce problême, examinons les faits, en procédant du connu à l'inconnu; éclairés par les connaissances physiologiques, sachons tirer de ces faits des notions utiles.

Dans tous les pays où le Cholera-Morbus a fait des victimes, partout où ce fléau dévastateur est apparu, les médecins ont constaté (et ils sont unanimes sur ce point) 1°. que les personnes qui faisaient un usage immodéré de boissons spiritueuses étaient plus susceptibles que les autres de contracter la maladie; 2° que les abus de substances alimentaires, les alimens de mauvaise nature, aqueux et peu nutritifs; 3° que les suppressions de transpiration; 4° que les agglomérations d'hommes et d'animaux qui désoxigènent l'air et le vicient sont des causes prédisposantes du Cholera; 5° enfin que les individus valétudinaires, que ceux qui ont vécu plus ou moins longtemps sous l'influence de l'une ou de plusieurs des causes morbides que je viens d'énumérer, se trouvent dans les conditions les plus favorables pour contracter la maladie.

D'un autre côté, il est évident pour tous, et on a remarqué dans les divers pays où le Cholera a éclaté, que la classe pauvre a le plus souffert de l'épidémie. Le genre de vie, les habitudes de cette classe de la société indiquent assez *à priori* qu'elle est la plus exposée : 1° Elle se livre fréquemment à la boisson; 2° elle se nourrit sans règle et sans mesure, et tour-à-tour elle passe d'un excès à un excès contraire; 3° ses alimens sont le plus souvent de mauvaise nature ou peu nutritifs; 4° elle est exposée aux suppressions de transpiration; 5° enfin, elle est plus souvent soumise à l'action des émanations animales et à l'encombrement.

On suit parfaitement la liaison qui existe entre la cause et l'effet.

Ainsi, cinq ordres principaux de causes prédisposantes : rapprochons-les, examinons quel est leur mode d'action connu sur le corps vivant.

1° Quel est l'effet immédiat des boissons spiritueuses? D'exciter le canal digestif, d'appeler les fluides vers cette partie, et d'après les expériences récentes de M. Collard de Martigny (1), de suspendre l'exhalation gazeuse de la peau. Tout le monde sait que les personnes qui boivent beaucoup transpirent peu, les vieillards encore moins que les autres, leurs tissus s'imprègnent d'hydrogène et c'est par ce phénomène et le défaut de transpiration qui l'accompagne que M. Devergie (2) explique les combustions spontanées.

2° Les alimens agissent de la même manière. Qui n'a éprouvé qu'après un bon repas la peau est plus impressionable? le sang a quitté la périphérie du corps, il s'opère un travail intérieur (digestion), les

---

(1) Journal de physiologie, t. x.

(2) Nouveau Dictionnaire de Médecine, article Combustion spontanée.

papilles nerveuses des tégumens sont à découvert, on ressent une sensation de froid. Tous les physiologistes ont noté cette période de la digestion.

3° Quant aux alimens de mauvaise nature, à ceux qui sont peu nutritifs; le résultat d'une pareille nourriture est de produire un sang aqueux peu consistant, peu oxigéné. On a appelé le sang bien élaboré de la *chair circulante*, qui voudrait donner ce nom à de la sérosité à peine colorée ou noirâtre?

4°. Quant aux suppressions de transpiration, que se passe-t-il alors? Il y a répulsion des fluides et des gaz excrémentitiels de l'extérieur vers l'intérieur, afflux d'humeurs animales vers les intestins. Rien n'est plus fréquent que de voir une suppression de transpiration donner la diarrhée : *Cutis laxa alvi densitas; cutis densa alvi laxitas*, a dit Hippocrate (1).

5°. Aspiration d'un air vicié. Si une mauvaise nourriture appauvrit le sang, le défaut d'oxigène l'appauvrit d'une manière bien plus directe et bien plus rapide encore.

A ces causes, il faut ajouter la *frayeur*, dont l'action perturbatrice et éminemment débilitante, s'oppose à une bonne digestion, ralentit la circulation, crispe

---

(1) *Ratio medendi*, p. VII, cap. IV, § 3.

la peau et produit un effet fâcheux sur la composition du sang en mettant obstacle à la nutrition, et en déterminant un mouvement concentrique marqué des fluides; enfin, en paralysant en quelque sorte l'action du système nerveux.

En résumé, les causes prédisposantes susmentionnées peuvent se réduire à deux : 1°. afflux direct ou indirect des humeurs vers les cavités digestives; 2°. appauvrissement du sang.

Les personnes qui ont de l'aisance, qui sont bien nourries, qui vivent dans des quartiers aérés, dans des logemens spacieux, ont en général le sang plus riche que celles que leur situation de fortune place dans des circonstances opposées, et on peut attribuer à ces différences la prédilection qu'affecte le Cholera pour la classe pauvre. Les mauvaises habitudes, un état valétudinaire, des imprudences ou des excès, expliquent pourquoi certaines personnes de la classe riche sont elles-mêmes affectées.

Quant à celles qui, placées dans les circonstances les plus favorables sont néanmoins atteintes, ce sont en général des personnes effrayées, et j'ai dit que la peur disposait au Cholera en troublant la digestion, en appauvrissant le sang; comme il faut quelque temps pour que cet effet soit produit, peut-être trouverons-nous dans cette circonstance la raison qui fait que, la classe riche n'est en général atteinte que lorsque les ravages de l'épidémie ont fait germer dans son âme la crainte et la terreur.

La cause inconnue du Cholera appauvrit le sang, trouble la digestion et produit une faiblesse générale. Pour se préserver du Cholera il faut avoir le sang riche, bien oxigéné et entretenir la peau dans un état d'excitation tel qu'elle remplisse bien ses fonctions.

L'inspiration de l'oxigène enrichit le sang, donne de la chaleur, de l'activité à la peau. Je conseille cette inspiration comme moyen préservatif.

Plus la transpiration est active, plus elle élimine avec facilité les principes excrémentitiels quels qu'ils soient. Je conseille, avec tous les médecins, d'exciter la peau par des frictions.

La frayeur produit de fâcheux résultats.

Le premier moyen que je propose, indépendamment de son effet direct, qui est de donner de la chaleur, de la force et de la gaieté (ce n'est pas moi qui le dis, c'est le docteur Beddoës, très-compétent en cette matière), aura l'avantage de rassurer les esprits, car ce que je viens d'établir est si clair et si vrai, qu'il n'est pas nécessaire d'être médecin pour le comprendre.

Enfin je conseillerai : les distractions agréables,

une musique gaie, des lectures amusantes, un exercice modéré, et je suis convaincu que ceux qui dirigeront leur genre de vie d'après ces principes n'auront pas le Cholera.

Il ne suffit pas d'avoir établi, que plus on a le sang riche, moins on est exposé au Cholera; il faut encore prouver que le sang est susceptible de se sursaturer d'oxigène. Beddoës a fait des expériences concluantes à ce sujet ; j'en rapporterai deux : il a démontré que, si on fait respirer à un animal de l'air chargé d'oxigène, cet animal devient par-là plus inaccessible au danger de l'immersion, de l'étranglement ou de tout autre accident de nature à empêcher l'absorption de l'air vital.

«Deux chats A et B, de la même portée, d'égale grosseur et en apparence d'égale force, furent plongés dans l'eau au même instant et y furent retenus jusqu'à ce qu'ils eussent tous les deux perdu connaissance et qu'ils fussent complètement asphyxiés. A avait été retenu auparavant pendant 20 minutes dans un récipient rempli d'un mélange de deux tiers d'oxigène pur et d'un tiers d'air atmosphérique ; on avait eu soin d'introduire de temps en temps dans le récipient une nouvelle dose d'oxigène, de manière que l'air qu'il renfermait fut toujours beaucoup plus oxigéné que l'air atmosphérique; ce dont on s'assurait en y plongeant une chandelle allumée, dont la flamme, en conséquence de cet excès d'oxigénation, se maintenait beaucoup plus vive et plus brillante. B n'avait respiré que l'air atmosphérique. Au sortir de l'eau on aperçut dans l'un et dans l'autre un léger mouvement dans la machoire inférieure. Au bout d'une minute 1/2 A se rétablit et commença à marcher d'abord en chancelant, puis ensuite comme à l'ordinaire. La mort apparente de B fut beaucoup plus longue; elle dura 15 minutes, au bout desquelles il se leva, puis il retomba bientôt après, et mourut réellement le lendemain. A était au contraire plein de vie et de santé.»

Cette expérience fut répétée plusieurs fois et toujours avec un résultat analogue, quelques diversifiées qu'en fussent les circonstances.

«Deux chiens E et F furent asphyxiés dans de l'hydrogène qui, étant un fluide non respirable, occasionne, de même que l'eau, la mort de l'animal qu'on y plonge. E avait été auparavant suroxigéné pendant 110 minutes dans un mélange de deux tiers d'oxigène pur et d'un tiers d'air atmosphérique. F ne l'avait pas été. F fut d'abord fort agité. Au bout de cinq minutes il se coucha sur le côté respirant à peine. Au bout de 12 minutes il ne respirait plus du tout. E avait été parfaitement tranquille dès le commencement, couché sur le ventre avec la tête entre les jambes et le museau appuyé sur le fonds du vase. Dès les premières minutes il n'avait inspiré que rarement, et pendant les six dernières il n'inspira point du tout. On le croyait mort; mais à peine fut-il sorti du récipient qu'il se mit à aboyer, se débattit, et bientôt il marcha et se rétablit complètement. F, au contraire, était mort, et ni la chaleur à laquelle on d'exposa en le mettant devant le feu, ni un courant l'oxigène qu'on dirigea dans sa gueule, ni aucun autre moyen ne purent le rappeler à la vie. »

Il est donc bien constaté que l'oxigène peut être accumulé dans le sang au point de rendre l'animal, qu'on en a ainsi surchargé, capable de supporter mieux et plus longtemps un manque de respiration, ou, ce qui est la même chose, l'inspiration d'un air non-respirable.

Il est aussi démontré que l'air factice peut remplacer avec avantage un air vicié ou impur.

Avant de finir la partie de mon opuscule qui est relative au Cholera, je dois indiquer une autre application de l'oxigène.

Il est d'observations que les personnes convalescentes à la suite de la guérison du Cholera-Morbus, sont très-faibles; que l'état de ces personnes exige les plus grands ménagemens, une alimentation sagement réglée et qu'une rechute presque toujours mortelle, est la conséquence de la moindre imprudence ou du plus léger écart de régime. L'inspiration d'un air oxigéné me paraît un moyen assuré de donner de la force à tous les organes, et je crois ce moyen préférable à tous ceux que l'on met en usage. Le sang en parcourant les milliers de canaux qui se distribuent dans toutes les parties du corps, ira leur porter sans secousse, sans trouble et sans effort, le fluide éminemment réparateur, et le convalescent se rétablira d'autant plus promptement, qu'il réagira avec plus de facilité contre les modificateurs qui tendraient à le faire retomber.

Application de l'air vital au traitement des maladies en général.

L'oxigène produit sur le corps vivant une modification telle, qu'on peut la regarder *à priori* comme un agent thérapeutique salutaire et puissant, toutes les fois qu'il s'agira de guérir les maladies occasionnées par un sang appauvri, âcre ou vicié. Combien est nombreux le cortège d'affections variées qui reconnaissent pour cause première, l'une des trois que je viens de nommer !

Les limites que je me suis imposées, ne me permettent pas d'entrer dans des détails ; je dois dire cependant que la plupart des maladies du système lymphatique, qu'un grand nombre d'affections spasmodiques et nerveuses, sont le résultat de l'apauvrissement du sang.

Tous les pathologistes ne prescrivent-ils pas l'inspiration d'un air pur aux personnes affectées de scrophule, de dartres ou d'autres maladies du système lymphatique?

Les médecins qui se sont occupés, d'une manière spéciale, des affections nerveuses, ne sont-ils pas unanimes sur ce point de doctrine : que les maladies des nerfs tiennent constamment à un défaut d'équilibre entre les mouvemens et les actions des trois systèmes principaux qui forment la base de tous les organes ?

Si, dit Tissot (1), vous appauvrissez le sang d'un homme fort et robuste, et n'ayant jamais eu de maux de nerfs, en le saignant beaucoup, infailliblement cet homme aura des spasmes, des vapeurs, des affections nerveuses.

Il n'est pas de praticien qui n'est observé que, les personnes qui ont fait de grandes pertes de sang par

---

(1) Maladies des nerfs.

suite d'une hémorragie ou de saignées trop abondantes, restent longtemps sujettes à des affections nerveuses. Que se passe-t-il alors? Le système nerveux devient prépondérant, son action est trop énergique, un ou plusieurs organes deviennent douloureux par excès de vitalité des nerfs : il importe de diminuer, de faire cesser cet excès de vitalité; les narcotiques ne le font que momentanément, ce ne sont que des *palliatifs*, des *calmans*, mais la maladie reste. Pour guérir radicalement, il faut rétablir l'équilibre, ranimer la circulation, vivifier le sang : on obtient ce résultat, par l'inspiration d'un air oxigéné.

Si le système nerveux a acquis de la prépondérance insensiblement et sans perte directe de sang, si cette disposition est héréditaire ou entretenue par des circonstances qui exaltent la sensibilité, l'irritabilité des nerfs; l'inspiration de l'oxigène sera encore très-utile. Un système ne se développe jamais qu'au détriment d'un autre système; activer la circulation, c'est amoindrir l'influence des nerfs. On pourra, d'ailleurs, combattre leur prépondérance par tous les modificateurs, dont l'expérience sanctionne les bons effets.

Je ne pousserai pas plus loin ces vues théoriques : dans le temps où nous vivons, le raisonnement n'est rien, si les faits ne viennent lui donner leur sanction.

Un médecin anglais, le docteur Beddoës, a publié un recueil d'observations, qui ont pour but de faire connaître les effets de l'air vital, employé comme moyen curatif de certaines maladies. Je ne puis, comme on le sent bien, reproduire ici tout son travail; je dois cependant le faire connaître assez, pour que chacun puisse juger de l'autorité des bases cliniques, sur lesquelles j'appuie ma proposition, de traiter plusieurs maladies par l'oxigène. L'ouvrage de Beddoës a été analysé par le docteur Odier, de Genève (1). Je vais reproduire textuellement l'analyse faite par ce savant médecin. Le jugement que porte sur le livre de Beddoës, un homme aussi éclairé et aussi judicieux que l'est Odier, sera d'un grand poids auprès de mes lecteurs.

L'auteur d'une découverte se laisse souvent entraîner, à son insu, à juger trop favorablement l'importance de ce qui fit longtemps le sujet de ses méditations. Au contraire, un médecin qui discute sur le mérite des travaux d'un autre médecin, est rarement disposé à le traiter avec excès de bienveillance.

Voici l'analyse d'Odier.

« Jusqu'à présent, nos connaissances sur l'é-

---

(1) Bibliothèque Britannique.

conomie animale, sont tellement bornées, que les théories, les plus brillantes et les plus solides en apparence, ne peuvent inspirer que bien peu de confiance, si elles ne sont appuyées sur l'expérience, ou tout au moins sur des analogies frappantes, tirées de faits évidemment collatéraux et bien démontrés. L'expérience doit toujours être la boussole du médecin praticien. Il doit toujours la consulter ; il ne lui est permis de suivre une route nouvelle que lorsque toutes les ressources connues sont épuisées, et alors même c'est encore l'expérience qui doit être son principal guide pour déterminer ce résultat et ses nouveaux essais.

On se tromperait fort, cependant, si l'on croyait qu'il est facile d'en juger sciemment, et qu'il suffit d'avoir vu un grand nombre de malades, ou d'avoir retenu dans sa mémoire un grand nombre de faits, pour mériter ce nom d'un médecin expérimenté ; il en est de cet art comme de tous les autres. En vain les faits s'accumulent dans la tête d'un observateur sans logique. S'il les recueille sans discernement, s'il n'est pas continuellement sur ses gardes pour écarter toutes les sources d'illusion, s'il ne se défie pas sans cesse de la crédulité des uns, de la sottise des autres, et en général du penchant que la plupart des hommes ont pour le merveilleux, il se bercera d'erreurs, il n'enrichira son recueil que d'observations et de faits mal présentés, exagérés, dénaturés, ou même controuvés. Les conséquences qu'il en tirera seront fausses, les applications illusoires; et, constamment égaré dans sa route, il ne marchera plus qu'à l'aide d'une lueur trompeuse qui le détournera sans cesse de la vérité.

Quand il s'agit de constater l'efficacité d'un nouveau remède, il est donc très-important de procéder à cet examen avec beaucoup de réserve. Ce n'est qu'avec la plus grande circonspection qu'il est permis de prononcer, et l'on ne saurait trop multiplier les précautions pour s'assurer que les personnes dont on écoute le témoignage, n'ont ni pu ni voulu nous tromper. Notre auteur a-t-il bien pris les siennes? c'est ce qu'on nous permettra d'examiner, avant d'entrer dans le détail des faits qu'il raconte et des conséquences légitimes qu'on peut en tirer:

1°. Il commence par déclarer qu'il passe sous silence toutes les observations favorables à la médecine pneumatique, qui lui sont personnelles. Il ne publie que celles qui ont été faites par d'autres; et quant à celles qu'il a faites lui-même, il ne s'est permis de transcrire que celles qui lui ont paru pouvoir donner lieu à quelque objection contre les nouveaux remèdes qu'il propose. Certes, c'est être un peu trop scrupuleux, et l'on a droit de regretter que M. Beddoës n'ait pas senti combien il était peu, dans le cas, de craindre que ses propres observations n'inspirassent pas toute la confiance qu'elles méritent.

2°. Une seconde précaution plus essentielle, était de n'omettre au moins aucune des observations défavorables ; et c'est ce que l'auteur affirme avoir fait. Il a sollicité de toutes parts des informations, quel qu'en fut le résultat. Il transcrit fidèlement toutes celles qu'il a reçues ; et l'un de ses principaux collaborateurs, celui qui paraît avoir eu la plus grande vogue à Londres, pour l'administration des gaz, le docteur Thornton, déclare qu'il a scrupuleusement publié tous les cas dans lesquels leur inspiration a paru aggraver le mal, ce qui a été fort rare, ou dans lesquels elle n'a procuré aucun soulagement. Il convient cependant d'en avoir omis plusieurs d'asthme ou d'ulcères de mauvaise nature, dans lesquels l'oxigène a guéri ou extrêmement soulagé le malade ; parce que dans ces cas là, le nombre des malades qui l'ont respiré et toujours avec plus ou moins de succès, a été très-considérable.

3°. Une troisième précaution qu'on a vivement reproché à M. Beddoës, d'avoir négligée dans ses premières publications, et qu'il a presque trop minutieusement observée dans celle-ci, était de n'omettre aucune des circonstances de la maladie, non plus qu'aucun des remèdes simultanément administrés, et de retracer fidèlement tous les progrès du traitement. Il n'entre pas toujours dans ces sortes de détail; mais en général la plus grande partie des observations qu'il transcrit sont très-particularisées et rédigées de manière à indiquer distinctivement l'influence des gaz respirés par le malade, celle des remèdes secondaires, et la part que les uns et les autres ont paru avoir au résultat. Et pour se mettre autant que possible à l'abri de toute surprise, il s'est procuré toutes les fois qu'il l'a pu, une double ou triple relation de la maladie, l'une par le malade lui-même et l'autre par les médecins qui l'avaient vu, tant par ceux qui avaient dirigé le traitement pneumatique que par ceux qui avaient seulement été témoins de ses effets.

4°. Comme il arrive souvent qu'un remède, qui paraît vous faire beaucoup de bien, nuit cependant à la longue, et que tel malade qui paraissait guéri ou sur le point de l'être, retombe ensuite dans son premier mal avec plus de violence que jamais, ou tombe dans quelqu'autre maladie qui est le produit lent du remède. Toutes les fois que M. Beddoës a pu le faire, il a eu soin de se procurer quelques renseignemens authentiques sur les suites les plus éloignées du traitement, et jusqu'à l'époque de l'impression de son ouvrage.

5°. Enfin, le caractère le plus essentiel des observations qui méritent d'être soigneusement recueillies en médecine, est la description exacte de la préparation du remède, de la dose à laquelle il a été administré, des changemens qu'elle a subis dans le cours du traitement, et de la manière dont on en a fait usage, en sorte que tous les praticiens instruits puissent facilement répéter les observations et s'assurer par eux-mêmes du degré de confiance qu'elles méritent. A tous ces égards, ni le docteur Beddoës, ni ses correspondans ne laissent pour l'ordinaire rien à désirer. La dose et le degré de dilution auquel on les a fait respirer aux malades, sont exactement spécifiés.

Cet ouvrage a donc des caractères frappans de vérité ; et si ceux qui répéteront les observations qu'il contient, les trouvent à l'épreuve, ou mal présentées, ou exagérées, ou fausses, il paraît qu'on ne pourra l'attribuer qu'à des circonstances que l'auteur ne pouvait facilement ni prévoir ni éviter. En attendant, nous allons donner le résultat général des observations qu'il raconte. Leur nombre est trop considérable pour que nous puissions en rendre compte en détail à nos lecteurs.

Voici le tableau des maladies dans lesquelles on a fait usage du gaz oxigène :

Effets de l'oxigène sur différentes maladies.

MALADIES.	Nombre des malades traités.	Nombre des malades guéris.	Nombre des malades soulagés.	Cas où le gaz n'a point soulagé les malades.
Mauvais ulcères	4	2	2	»
Lèpre	5	5	»	»
Spasmes	5	3	2	»
Goutte sereine	5	»	2	3
Chlorose	7	5	2	»
Épilepsie	6	1	»	5
Asthme	22	10	9	3
Cancer	5	»	3	»
Hydropisie de poitrine	4	2	1	1
Hypocondrie	1	»	1	»
Dyspepsie (difficulté de digérer)	4	3	1	»
Hydropisie	4	2	1	1
Hydrocéphale	1	»	1	»
Maux de tête	4	2	2	»
Empoisonnement par l'opium	1	1	»	»
Paralysie	4	2	1	1
Tumeurs scrophuleuses	3	2	1	»
Surdité	1	1	»	»
Tumeur blanche	1	1	»	»
Scorbut	1	1	»	»
Maladie vénérienne	1	1	»	»
Mélancolie	2	1	1	»
Faiblesse générale	1	1	»	»
Fièvre continue	1	1	»	»
d° intermittente	1	1	»	»
Extrémités froides	1	1	»	»
TOTAL	93	49	30	14

On voit, par ce tableau, que l'*asthme* est de beaucoup la maladie dans laquelle l'inspiration de l'oxigène a le mieux réussi. Sur 22 malades il en a guéri 10, et il en a soulagé 9; il ne s'en est trouvé que 3 sur lesquels il n'a eu aucun effet, et l'un de ceux-ci a ensuite été guéri plus tard par l'inspiration d'un autre gaz. Il était assez vraisemblable qu'un gaz aussi nécessaire à la respiration que l'oxigène, diminuerait l'oppression qui est le symptôme caractéristique de l'asthme ; et comme il est bien rarement accompagné de fièvre ou de symptômes inflammatoires, on n'avait pas à redouter l'augmentation d'action du cœur et des artères. Ce qui fortifiait cette conjecture, c'est que presque tous les asthmatiques désirent le grand air, qu'ils le recherchent par instinct, par besoin et souvent par la plus urgente nécessité. Aussi avons-nous vu que le docteur Thornton, atteste que, presque universellement tous les asthmatiques auxquels il a fait respirer de l'oxigène, et dont le nombre est fort supérieur à celui des observations de ce genre qu'il a communiquées en détail, en avaient été extrêmement soulagés.

Cependant l'on voit des asthmatiques qui, loin de désirer le grand air, se trouvent mieux dans une atmosphère moins oxigénée, qui préfèrent par exemple, les endroits bas et humides, aux lieux élevés et découverts, la ville à la campagne, l'air étouffé des grandes foules, à celui qu'on respire dans la solitude d'un vaste appartement (1). Aussi y a-t-il quelques personnes atteintes de cette maladie auxquelles l'azote, l'hydrogène et l'hydrocarbonate ont mieux réussi que l'oxigène. Le docteur Thornton rapporte un cas pareil, où après avoir essayé en vain l'oxigène, qui paraissait plutôt aggraver le mal, il réussit à guérir le malade, en combinant ce gaz avec l'hydrogène. Il lui faisait respirer le matin l'oxigène très-délayé, et le soir l'hydrogène, qui ne manquait jamais de l'endormir, et de lui procurer une nuit très-calme. Ce malade avait remarqué qu'il ne res-

---

(1) J'ai vu, en Angleterre, un malade qui demeurait habituellement à Londres, et qui ne pouvait aller à la campagne sans y avoir de l'oppression; dès qu'il rentrait en ville, il se sentait soulagé. J'ai vu aussi, à Genève, un autre asthmatique, qui ne pouvait aller à sa campagne, située sur une colline fort élevée du pays de Vaud, sans être très-incommodé de son asthme. J'ai souvent éprouvé moi-même que, pour peu que je sois enrhumé, je ne me trouve nulle part mieux que dans une chambre bien chaude et remplie de monde, ou dans un carrosse dont toutes les glaces sont bien fermées. Je n'avais attribué jusqu'à présent cet effet qu'à la différence de température; mais je soupçonne que la désoxigénation de l'atmosphère y entre pour quelque chose, parce que la chaleur, dans une chambre où je suis seul, ne produit point sur moi le même effet, et que je l'éprouve en voiture, même sans y avoir bien chaud.

pirait jamais plus facilement qu'à la comédie, lorsqu'il y avait beaucoup de monde et qu'il s'y plaçait au paradis.

Après l'asthme, une des maladies dans lesquelles l'inspiration de l'oxigène a le mieux réussi, ce sont les *ulcères* invétérés d'une mauvaise nature. Tout le monde sait qu'il n'y a rien de plus pernicieux pour les maux de ce genre que l'air des hôpitaux (1) et qu'un des moyens les plus sûrs d'accélérer beaucoup la guérison des plaies, est de placer les malades à la campagne ou dans un air aussi pur que possible. Aussi voyons-nous, dans l'ouvrage de M. Beddoës, d'admirables cures de ce genre par l'oxigène, et si le nombre n'en est pas plus considérable sur le tableau, c'est, comme l'atteste encore le docteur Thornton, parce qu'on n'a détaillé que les plus frappantes. On en a passé sous silence un beaucoup plus grand nombre : presque tous les malades ont éprouvé les plus heureux effets de l'inspiration de ce gaz.

Cependant il n'a réussi qu'imparfaitement dans le *cancer*. Trois malades, sur lesquels on en a fait l'essai, en ont été soulagés. Mais qu'est-ce qu'un sou-

---

(1) M. le professeur Dupuytren a observé que lorsque le nombre des blessés admis dans les salles de chirurgie dépasse une certaine limite, les plaies prennent un caractère et un aspect de mauvaise nature.

lagement momentané dans une maladie atroce, lorsqu'on n'a aucun exemple de guérison complètè à citer aux infortunés malades.

Une autre maladie analogue, dans laquelle l'oxigène a parfaitement réussi, c'est la *lèpre*, affection dont le caractère principal est une inflammation lente et presque universelle de la peau, qui se couvre de croutes grises et épaisses, sous lesquelles s'engendrent souvent des ulcères très-fétides et très-opiniâtres. Il est très-ordinaire que les remèdes les plus actifs se trouvent absolument inefficaces pour détruire cette hideuse maladie, qu'on rencontre beaucoup plus souvent chez les gens pauvres et forcés de passer leur vie dans la malpropreté, et dans un air impur et étouffé, que chez les riches et les gens à leur aise. Les succès de l'oxigène dans ces cas là sont très-remarquables. Tous les malades qui en ont fait usage ont été guéris ; aucun n'a éprouvé inutilement ce remède; et quoiqu'il soit très-probable que la lèpre des juifs n'avait que des rapports fort éloignés avec la maladie à laquelle on donne aujourd'hui ce nom, puisqu'elle était très-contagieuse, tandis que celle-ci ne l'est point, la ressemblance de leurs effets porte M. Beddoës à croire que, si les juifs avaient connu les effets merveilleux de l'oxigène, ils auraient pu parvenir à se délivrer entièrement de ce fléau.

Il semble, d'après le tableau, que l'oxigène a été pour le moins aussi utile dans les cas de *chlorose*, maladie où la pâleur des malades, la fatigue qu'elles éprouvent au moindre mouvement, et la suspension d'un des principaux signes du développement complet de leurs organes, semblent indiquer que le sang des malades de cette espèce, est jusqu'à un certain point privé de l'élément qui lui donne sa couleur et sa consistance naturelle, et qui entretient l'action des vaisseaux destinés à le porter dans toutes les parties du corps. Mais la guérison de ces maladies par l'oxigène, n'est pas aussi frappante que celle des précédentes, parce qu'elle n'était pas aussi difficile. Nous ne manquons pas de moyens pharmaceutiques pour les attaquer avec succès, et le temps seul en opère presque toujours la guérison. Cependant il faut avouer qu'elle a été singulièrement accélérée dans les cas cités par nos auteurs.

Les *spasmes* et les *crampes* auxquelles les femmes sont si sujettes par la mobilité de leur constitution, et par les circonstances de grossesse et d'autres infirmités où elles se trouvent de temps à autre, et qui influent singulièrement sur leur genre nerveux, paraissent aussi fréquemment liés à un état de faiblesse et de manque de ton, particulièrement dans les organes de la digestion et du mouvement. L'oxigène a bien réussi dans ces maux là ainsi que dans la *dyspepsie*, maladie qui n'est presque jamais produite que par un défaut d'action dans l'estomac, joint à un excès de mobilité dans cet organe, et dans les *maux de tête* chroniques qui tiennent souvent aussi à quelque dérangement dans les digestions. Dans la *paralysie*, l'oxigène n'a été essayé que quatre fois, mais avec succès; il a opéré deux cures complètes, dont l'une est très-frappante, et il a singulièrement soulagé un troisième malade, qu'il aurait probablement guéri de même, s'il ne s'était pas de nouveau livré à la boisson qui avait été la principale cause de son mal. L'atonie n'est, pour l'ordinaire, qu'un effet collatéral ou subséquent de la cause qui produit la maladie. Mais l'effet dure souvent après la cessation de la cause, et c'est alors que les toniques réussissent quelquefois. Il est rare cependant qu'ils aient un succès aussi long et aussi complet que celui qui est résulté de l'oxigène dans ces trois cas.

Dans la *goutte sereine*, qui semble n'être qu'une paralysie du nerf optique, il a complètement échoué sur trois malades, qui se sont même trouvés pendant quelques jours un peu plus mal après l'avoir respiré. Il en a soulagé deux autres, mais il n'en a guéri aucun.

Sur quatre malades qui l'ont essayé pour une

hydropisie de poitrine, il en a guéri deux, il en a soulagé un troisième, et n'a rien opéré sur le quatrième. Comme l'hydropisie de poitrine est souvent, dans son principe, une maladie nerveuse, analogue à l'asthme, on pourrait croire que ce succès de l'oxigène tient à la même propriété par laquelle il guérit l'asthme, si dans quatre autres cas d'*hydropisie générale*, dans lesquels l'épanchement était manifeste, il n'avait pas eu un succès parfaitement semblable, qu'on ne peut guère expliquer qu'en supposant à ce gaz, la propriété d'exciter l'action des absorbans ; propriété pour laquelle on peut aussi, jusqu'à un certain point, rendre raison de ses succès dans les cas de *tumeurs* qu'il a dissipées. D'après le rapport de M. Thornton, ces derniers cas ont été plus nombreux qu'ils ne le paraissent sur le tableau, parce qu'il ne les a pas tous détaillés.

Nous ne pousserons pas plus loin cet examen des différentes maladies dans lesquelles on a essayé de faire respirer l'oxigène. Les autres cas dans lesquels il a réussi, sont trop isolés pour hasarder aucune conjecture sur sa manière d'agir dans ces cas là.

En voilà bien assez pour montrer que l'inspiration du gaz oxigène doit être considérée comme un remède actif, capable d'opérer de grandes cures, surtout si l'on parvient jamais à fonder quelque établissement, où l'on puisse le respirer très-délayé et long-temps de suite. Car sa dilution est un point sur lequel nos auteurs insistent beaucoup, non seulement pour courir moins de risque d'éprouver les inconvéniens qu'il peut avoir et qu'il a quelquefois, quand on le respire subitement et en grande dose, mais encore parce que, de cette manière, le sang en serait mieux pénétré. Ils ont remarqué qu'un air trop chargé de gaz, sort pour l'ordinaire des poumons tel qu'il y est entré; et ils estiment que le degré de dilution nécessaire pour que le sang puisse absorber complètement le remède, n'est guère au-dessous d'une partie du gaz pur, sur vingt d'air atmosphérique. C'est à ce degré et même à un degré inférieur qu'ils conseilleraient de s'arrêter dans un établissement permanent, lorsqu'il s'agirait, par exemple, de tenir constamment l'air d'un appartement imprégné d'un gaz qu'on voudrait éprouver. Ce n'est que lorsqu'on en sera venu là qu'ils se flattent de grands succès. Quant à présent, ils ne pensent pas avoir fait autre chose que « la découverte d'un sentier qui peut conduire » un jour à une grande route. »

Nous terminerons cet extrait par le récit circonstancié de quelques-unes des observations qu'ils rapportent. En voici trois, choisies un peu au hasard, sur le grand nombre de celles qui nous ont paru frappantes; mais nous nous permettrons de les abréger et de n'en présenter que les détails essentiels.

Première observation. — Le révérend M. Atwood, recteur de Saxlingham et de Sharrington, à la suite de plusieurs infirmités et maladies graves qu'il avait contractées par un long séjour en Espagne, était affligé, depuis dix-huit mois, d'un ulcère à la jambe gauche, qui avait quatre pouces de long dans la direction des muscles, et trois pouces de largeur transversale. Cet ulcère avait rongé toute la membrane adipeuse, et pénétrait jusques dans la substance des muscles. Il exhalait une odeur fétide, et son apparence était telle, qu'un chirurgien de l'hôpital de Londres, M. John Corp, qui l'avait examiné, affirme que pendant trente ans de pratique, il n'avait point observé d'ulcère qui, vu la mauvaise constitution du malade, la perte totale de son appétit, de ses forces et de sa gaîté, l'inutilité du kina et des autres remèdes sans nombre qu'il avait essayés, parût plus incurable. Le 14 décembre, il commença le traitement pneumatique, sous la direction de M. Hill, qui lui fit respirer tous les jours de l'air vital délayé dans l'air atmosphérique. Dès le second jour, il dormit mieux qu'il n'eût fait depuis quatre ans, et se sentit plus d'appétit. Dès le 19 décembre, l'ulcère commença à rendre un bon pus. Le 21, ses bords commencèrent à blanchir, et le malade y éprouva de la démangeaison : le 27, l'ulcère avait évidemment beaucoup diminué dans toutes ses dimensions, et la jambe qui, jusqu'alors, avait constamment été engorgée et livide, avait repris sa couleur naturelle ; le 8 janvier, le malade entendit un concert, et fut très-agréablement surpris du plaisir qu'il y éprouva ; car, depuis bien des années, ses infirmités lui avaient ôté le goût de la musique. Il put même y faire sa partie sur le violon sans être assis, ce qui ne lui était pas arrivé depuis long-temps ; le 14, il marcha avec beaucoup de vigueur ; enfin, le 17, l'ulcère était complètement cicatrisé, et le malade était si parfaitement guéri, qu'il fut en état de s'embarquer pour le cap de Bonne-Espérance, en qualité de chapelain d'un vaisseau de guerre. Ses parens en reçurent une lettre six mois après, par laquelle il les informait qu'il était en parfaite santé. Cette cure, rapportée dans un grand détail par le malade lui-même, est attestée par plusieurs gens de l'art qui en ont suivi les progrès. Il avait constamment éprouvé pendant le traitement, que l'oxigène lui donnait de l'appétit, de la gaîté, une chaleur très-agréable, et un sommeil tranquille.

Deuxième observation. — Jane Finlayson, irlandaise, âgée de sept ans, était depuis cinq ans, à la suite de la petite-vérole, affectée d'une éruption lépreuse qui lui couvrait entièrement les bras, les jambes et les épaules, et qui avait même gagné la tête. Elle avait complètement perdu ses forces, et avait successivement été traitée sans succès par plusieurs des plus habiles médecins, tant dans les hôpitaux de Londres que dans son pays natal, où on l'avait transportée pour la faire changer d'air. Sa mère s'était aussi inutilement adressée à maint et maint charlatan. Enfin, on la porta au docteur Thornton, qui lui fit sur-le-champ respirer six mesures d'oxigène mêlé avec vingt mesures d'air atmosphérique. Ce remède fut répété tous les jours à la même dose. Dès le second jour, elle put marcher l'espace d'un mille et demi; il était tombé de toutes ses plaies de grandes écailles, et la peau était, au-dessous, d'un beau rouge. Au bout d'une semaine, les progrès en mieux étaient frappans ; la desquamation avait continué à être fort abondante, et il y avait déjà de grandes places bien guéries. Au bout de trois semaines, la guérison fut complète, et elle se soutint sans avoir employé d'autres remèdes. Cette cure, rapportée par le docteur Thornton, est attestée par le docteur Balington, qui avait ci-devant traité sans succès la malade, et l'avait jugée incurable, ainsi que par un apothicaire nommé M. Ogle, qui en avait porté le même jugement.

Troisième observation. — Le capitaine Hamslay, âgé de vingt-quatre ans, commandant un convoi qui allait aux Indes-Occidentales, eut à son retour, en juin 1795, le malheur d'être atteint ds la fièvre jaune, à bord de son vaisseau. Cette maladie, qui avait fait périr la plus grande partie de son équipage, lui laissa une paralysie complète des extrémités inférieures, accompagnée d'une perte totale de sentiment depuis la ceinture en bas, d'enflure dans les cuisses et dans les jambes, de beaucoup de roideur dans les jarrets, d'une altération considérable dans ses facultés intellectuelles, et d'une éruption scorbutique sur le visage, probablement due à des excès de boisson. Son pouls battait habituellement de cent à cent dix pulsations par minute. A son retour en Angleterre, au mois d'août, il fut successivement traité par plusieurs médecins, et essaya plusieurs remèdes et différentes eaux minérales. Le bain de vapeur seul lui fit du bien. Il dissipa l'enflure et la roideur des jarrets, mais, d'ailleurs, il n'eut aucun effet sur la paralysie et sur les facultés intellectuelles. Enfin, après avoir inutilement erré de lieu en lieu, le malade fut transporté à Newcastle, où, sous la direction du docteur Ramsay et de M. Kentish, chirurgien, il commença, le 1er. février 1796, le traitement pneumatique. On lui fit respirer deux mesures d'oxigène mêlé avec dix-huit mesures d'air atmosphérique, d'abord une fois, et ensuite deux fois par jour, avec un succès tel, que, dès les premiers jours, il se sentit plus de chaleur, de gaîté et de mémoire. Dès le sixième jour, il sentit qu'il avait plus de facilité à soulever ses jambes avec ses mains. Le seizième jour, il put se tenir debout avec des béquilles, appuyé contre le mur; le vingtième jour, il put faire quelques pas avec ses béquilles; le vingt-troisième jour, il put descendre dans le jardin, et, dès lors, les progrès de la guérison furent rapides. Le 6 mai, il quitta Newcastle; il avait recouvré sa mémoire et toutes ses facultés, le pouls était habituellement entre quatre-vingt et quatre-vingt-dix; l'éruption était dissipée. Au mois d'août, il marchait sans cane et sans bâton; et il ne doutait pas de pouvoir reprendre bientôt le commandement de son vaisseau. Cette cure est attestée par plusieurs personnes de l'art, qui en ont été témoins oculaires ».

Ce n'est pas en Angleterre seulement qu'on a fait usage de l'air vital pour la guérison des maladies. Dans une dissertation qui a pour titre : *Mémoire sur les propriétés médicinales de l'air vital*, Fourcroy fit connaître le résultat de ses observations pratiques.

L'analyse du mémoire de Fourcroy est consignée dans les *Annales de Chimie*, t. IV. Voici ce qu'on y lit :

« Fourcroy a employé avec le plus grand succès » l'air vital dans toutes les affections caractérisées par » la lenteur des mouvemens vitaux. Il en a vu de » bons effets dans la chlorose des jeunes filles, les af- » fections scrophuleuses des enfans, les empâtemens » du bas-ventre qui sont si communs à cet âge, » l'asthme humide et chronique, les obstructions du » bas-ventre, l'affection hypochondriaque, le ra- » chitis commençant, les dyspnées opiniâtres, accom- » pagnées de pâleur de la peau et de faiblesse générale. » Ses effets, avantageux dans les maladies, ne sont ma- » nifestés par une augmentation très-sensible de cha- » leur à la peau, par la coloration du visage, par l'accélé- » ration du pouls; ces symptômes vont même tellement » en croissant, qu'au bout de quelques semaines de » l'usage de l'air vital, il en résulte un véritable mou- » vement fibrile, une augmentation générale d'activité » des solides, dont l'influence pour la guérison des » maladies chroniques n'est plus un problême pour » les médecins accoutumés à méditer sur la marche » de la nature dans les guérisons spontanées de plu- » sieurs de ces maladies. Les mêmes effets de l'air » vital dans ces affections, répandent un nouveau » jour sur l'influence de l'air des campagnes dans

» la plupart des maladies de langueur. Cette at-» mosphère, plus riche en air vital en portant plus » de chaleur dans toute l'économie animale, remonte » le ton de la fibre, ajoute à l'activité stimulante des » liquides, dilatte les canaux, fond les humeurs » épaisses, et concourt efficacement avec l'exercice, » les frictions et les remèdes stimulans et toniques, » à détruire les embarras, dissiper les obstructions, » résoudre les tumeurs commençantes et rendre à » tous les mouvemens la liberté et la facilité qui ré-» tablissent l'ordre dans les fonctions du corps hu-» main ».

Dans une lettre (1) que M. Chaptal écrit à Bertholet, et qui a pour sujet l'air vital, M. Chaptal s'exprime ainsi :

« J'ai essayé de le faire respirer à un asthmatique » qui en a été prodigieusement soulagé ».

Je pourrais multiplier les citations de guérisons obtenues par l'inspiration de l'oxigène; mais, j'en ai dit assez, je pense, pour convaincre tous mes lecteurs de l'utilité et des avantages du mode de traitement que je propose de désigner sous le nom de *aérothérapie* (2).

---

(1) Annales de chimie, t. IV, p. 21.

(2) ἀὴρ air θεραπεύω, je traite, je remédie.

L'inspiration de l'air vital ayant des résultats si avantageux pour la guérison des maladies, il peut paraître surprenant qu'on n'en ait pas fait jusqu'ici un plus fréquent usage, mais la surprise cesse bientôt lorsque l'on considère, combien il est difficile de transporter ce gaz et même d'en avoir en réserve de très-grands volumes. Nysten, qui a fait des recherches nombreuses et des expériences importantes sur *l'aérothérapie*, s'exprime ainsi à l'article *gaz* du *Dictionnaire des sciences médicales :*

« Si dans les diverses affections chroniques, caractérisées par la lenteur des mouvemens organiques, on n'a pas recours à la respiration du gaz oxigène, c'est sans doute parce que les avantages qu'on peut en retirer, *quoiqu'ils ne puissent être révoqués en doute*, ne sont pas en proportion des difficultés attachées à l'administration de ce moyen. »

Les difficultés dont parle Nysten, je viens de les lever en formant, *rue de Clichy*, *n*°. 32, un établissement où de vastes réservoirs d'air vital, disposés convenablement dans un salon, permettent de faire respirer aux malades de l'air oxigéné autant de temps et dans les proportions que le médecin jugera convenables.

Des tuyaux nombreux partent des réservoirs, et

plusieurs personnes, commodément assises, peuvent à la fois vivifier leur sang.

Le salon donne sur un jardin, et les malades ont la faculté, après la séance d'oxigénation, de se livrer au plaisir de la promenade : j'ai fait tous mes efforts pour réunir l'agréable et l'utile.

TABLE DES MATIÈRES.

Imprimerie de J.-S. CORDIER Fils, rue Thévenot, N°. 8.

www.ingramcontent.com/pod-product-compliance
Ingram Content Group UK Ltd.
Pitfield, Milton Keynes, MK11 3LW, UK
UKHW020422180726
13839UKWH00003B/1368